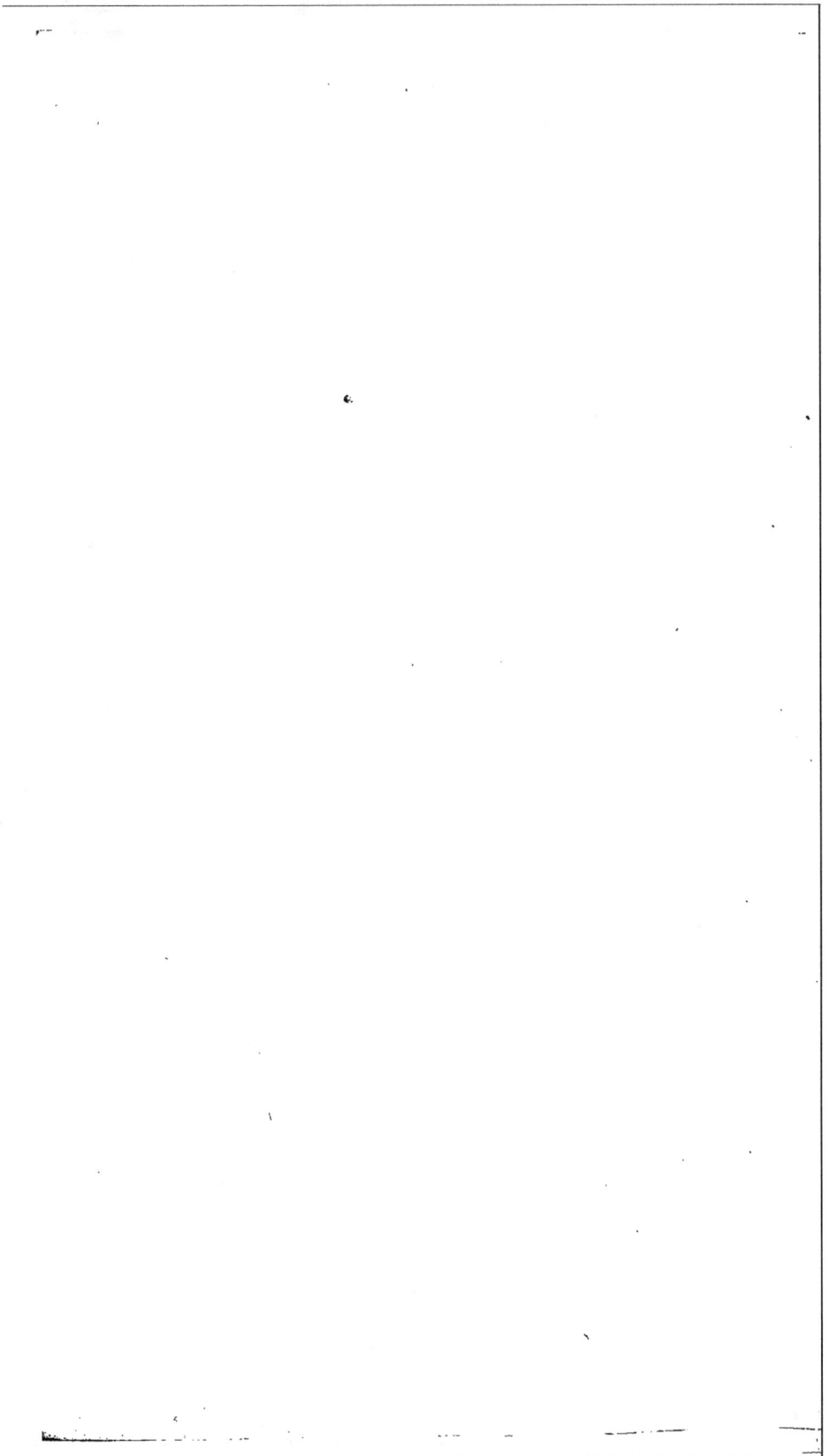

LES
MARTYRS DE RAHAY

EN

1870

PAR

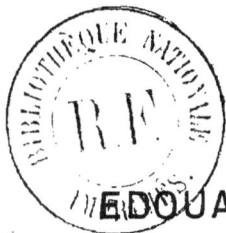

EDOUARD HOUDAYER

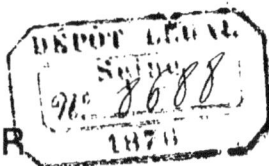

COMMANDANT DES FRANCS-TIREURS MANCEAUX, ATTACHÉ A LA
DIVISION DE M. LE GÉNÉRAL GOUGEARD.

(Armée de la Loire).

Extrait de *Française et Prussien, Jeanne Francœur*,
sous presse

PARIS

DENTU, ÉDITEUR DE LA SOCIÉTÉ DES GENS DE LETTRES

PALAIS-ROYAL

—

1876

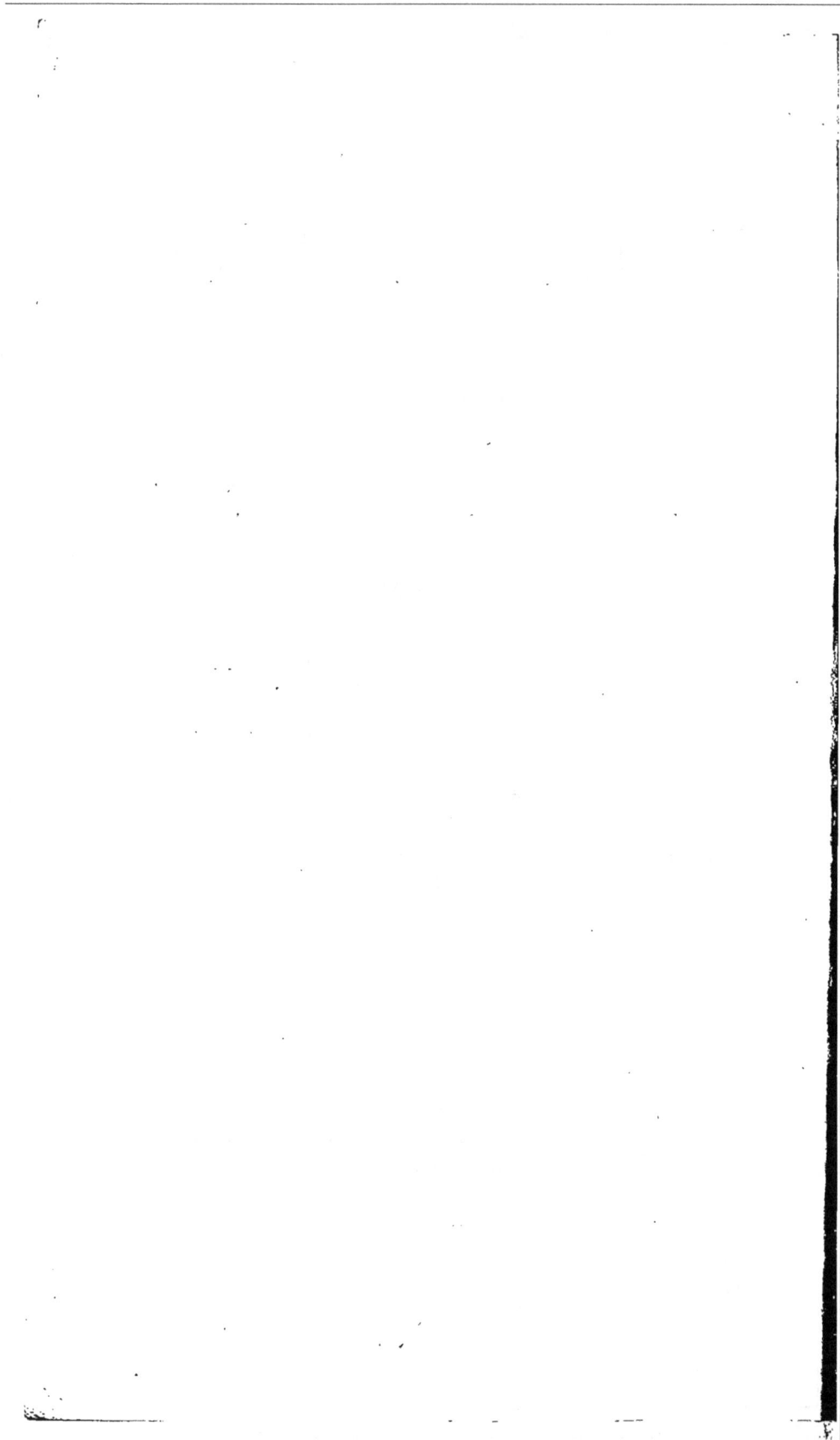

LE CURÉ DE RAHAY

Que les temps sont changés !... Quelle transformation s'est faite dans les mœurs, dans les façons d'agir de Messieurs les Prussiens depuis un demi-siècle !

Non, les Prussiens de M. de Moltke ne seront plus ceux de Blücher, si rudes qu'aient été ceux-là !

Cette exclamation nous vient spontanément aux lèvres en relisant une reproduction faite le 9 juillet par le *Figaro*, sous ce titre : « *Le curé des Horties* », épisode de la guerre de 1815, et où l'on voit un général prussien gracier des otages pour honorer le dévouement de leur pasteur.

Nous pouvons, nous, écrire en parallèle l'histoire du *Curé de Rahay*, effroyable et bien différent incident de la dernière invasion allemande.

C'est la preuve que si, dans notre noble pays, le courage héroïque est de toutes les époques, il n'a pas été toujours couronné du même succès, surtout en face d'ennemis tels que ceux auxquels la *fatalité* nous livra en 1870.

N'apprécions pas le plus ou moins d'opportunité d'une telle reproduction faite dans les circonstances actuelles, au lendemain d'une catastrophe qui nous a laissés meurtris, saignant, pleurant de rage et de honte. Racontons simplement l'odyssée de l'infortuné curé de Rahay. Les cœurs vraiment français ressentiront l'émotion qu'elle commande et répéteront avec nous :

— Les Prussiens ont bien changé, paraît-il, depuis cette autre époque, également néfaste, dont parle si éloquemment le colonel Ambert.

Le fait que nous allons raconter s'est passé dans le village de Rahay, à quelques kilomètres de Saint-Calais (Sarthe).

Le pétrole avait éteint sous ses flammes sinistres les dernières velléités de résistance des héroïques habitants de Châteaudun ; la ville martyre était en ruines ; les Prussiens étreignaient Mondoubleau, tout le pays environnant, et leurs fourrageurs couraient la campagne, réquisitionnant, pillant, brûlant, arrachant aux paysans affolés par la peur tout ce qui valait la peine d'être pris.

Les uhlans, il est vrai, ne songeaient point encore à faire main-basse sur les pendules, — le mot d'ordre n'avait pas été donné ; — on n'était pas assez assuré de marcher longtemps en avant.

Ces braves éclaireurs se contentaient de briser les meubles, de détruire; mais surtout de faire bombance et chère lie, « *In saùs ùnd braùs leben,* » — comme ils disent, partout où la résistance ne leur semblait plus à craindre.

C'était vers la fin d'octobre, par une matinée froide et sèche, vers dix heures.

Sur la place de l'Eglise, à Rahay, des groupes d'hommes et de femmes causaient avec cette animation fiévreuse qui fut la vie quotidienne à cette époque. Le bruit était venu jusque dans le bourg qu'un corps de troupes ennemies était en marche sur Saint-Calais.

Tout à coup le cri lugubre: *les Prussiens!... les Prussiens!...* éclata comme un coup de foudre sur la foule.

Qui l'avait poussé?... D'où venait ce cri d'alarme? Probablement nul n'eût pu le dire. Mais, à quelque cent mètres, sur la route qui traverse le bourg, on voyait accourir deux ou trois paysans; plus loin qu'eux, en haut de la côte, un tourbillon de poussière.

En dix secondes la place de l'Église fut déserte; les portes se barricadèrent; Rahay parut abandonné. La plupart des hommes s'enfuirent à travers champs; les femmes et les enfants s'étaient déjà cachés.

Quelques minutes plus tard, un trompette prussien entrait bride abattue dans le village, sonnant la charge comme si son régiment eût couru derrière lui.

C'était un tout jeune garçon, imberbe, aux gros yeux bleus — faïence mal cuite, — à la face réjouie. Il arrêta son cheval sur la place, à cent pas de l'église, et se prit à jeter autour de lui des regards étonnés, comme s'il n'eût pu croire que vraiment il était venu seul si loin, en plein milieu d'un village français, sans qu'une balle l'eût arrêté en route.

A la façon dont ce juvénile uhlan se tenait en selle, il était aisé de voir que de copieuses libations avaient inspiré l'audace dont il faisait preuve.

Il s'approcha d'une maison et, après plusieurs appels infructueux, se mit à heurter rudement la porte du fourreau de son sabre.

A ce moment, un homme se montra à l'angle de la place et la traversa, se dirigeant vers l'église. C'était le curé de Rahay qui revenait de visiter un malade et allait prier Dieu pour la France envahie.

Le trompette l'interpella grossièrement dans un hideux jargon franco-allemand. Le prêtre ne répondit pas à l'insulte et entra. Le uhlan lui montra le poing.

Un bruit sourd, roulant comme celui de l'orage encore distant, se faisait entendre sur la route de Mondoubleau. La cavalerie prussienne arrivait; d'abord une avant-garde d'une quinzaine d'hommes, espacés selon la méthode allemande, puis un peu plus tard le gros du détachement.

Le commandant rangea sa troupe en bataille sur la place, et, d'un signe, appela l'officier de l'avant-garde.

Celui-ci fit son rapport. Le trompette, la main au casque, s'était rapproché et semblait solliciter une interrogation. Il ne l'attendit pas longtemps; la colère du commandant était apparente.

Messieurs les Prussiens n'aimaient pas à trouver les villages abandonnés sur leur route et les maisons fermées. Alors, ordre était immédiatement donné d'éventrer les portes, et, le plus souvent, le pétrole faisait son œuvre.

N'oublions jamais que ce sont les Prussiens, ces *bachi-bouzouks* de l'Allemagne, qui, n'ayant pas, comme ceux de l'Orient, l'excuse de l'indiscipline, ont les premiers pris le pétrole comme auxiliaire de leurs victoires, de leurs vengeances.

Le trompette dit vivement quelques phrases à son chef, et, du geste, montra l'église.

L'officier poussa une imprécation et se tournant sur sa selle :

— Qu'on enfonce les portes des maisons! cria-t-il d'une voix furieuse. Fouillez ces bicoques des caves aux greniers et qu'on m'amène tous ceux qu'on y prendra.

Puis, à un officier : — Vous, Monsieur, allez-moi chercher le curé qui se cache là-dedans. Il indiquait l'église.

L'officier n'eut pas le temps d'obéir; le curé de Rahay en sortait et se dirigeait vers eux.

Arrivé devant le commandant, le prêtre s'inclina et souleva son tricorne. Sans répondre à ce salut, le Prussien le toisa insolemment de la tête aux pieds.

— Où sont les autorités de votre paroisse, votre bourgmestre? demanda-t-il.

— Le maire habite à quelque distance, répondit le curé; je sais qu'il n'est pas chez lui, autrement vous le verriez ici.

— Et les autres?... Que sont devenus les hommes de ce village?

— Je vais prévenir l'adjoint de la commune, Monsieur, dit doucement le prêtre. Quant aux habitants, vous ne devez pas être étonné que l'épouvante les ait pris à votre approche. Le plus grand nombre sans doute aura fui dans la campagne.

— Vous aviez de la garde nationale ici? continua le commandant du même ton brusque et hautain.

— Oui, Monsieur, quelques hommes.

— Où sont leurs armes?

— Il m'est impossible de vous renseigner à ce sujet, dit froidement le curé. Mon ministère m'éloignant de pareils soins, je n'ai été ni consulté, ni prévenu de ce qui a été fait. Je ne sais rien.

— Pourriez-vous en faire le serment? dit en ricanant l'officier.

— Mon affirmation doit vous suffire. Je suis prêtre, Monsieur, répliqua le curé le regardant en face.

Le commandant fit un geste d'épaules insultant.

— Nous verrons bien, reprit-il; mais malheur à vous, si vous me trompez! A défaut de votre bourgmestre, il faut me trouver quelqu'un qui puisse recevoir mes ordres; allez chercher celui qui le remplace. Je vais vous faire accompagner.

Un officier mit pied à terre, et, sous son escorte, le curé se rendit à la demeure de l'adjoint de Rahay.

Cependant les ordres du commandant avaient été obéis avec l'entrain que mettent les Prussiens aux perquisitions. La plupart des portes avaient été brisées, éventrées, — toutes celles qui tardaient à s'ouvrir au premier appel, — et une dizaine d'hommes, presque tous vieux, avaient été amenés devant le chef du détachement; les uns poussés à coups de crosse de fusil dans les reins, les autres aussi maltraités d'autre façon, même lorsqu'ils ne faisaient aucune résistance.

Le curé revint, amenant avec lui l'adjoint du bourg. L'interrogatoire recommença.

L'adjoint répondit au commandant qu'il n'y avait d'autres armes dans la commune qu'une douzaine de vieux fusils entassés dans la mairie, et déclara qu'il était tout prêt à les livrer. Cela fut fait immédiatement.

L'officier prussien s'inquiétait beaucoup de savoir si des troupes françaises, des francs-tireurs surtout, n'avaient pas récemment paru dans le pays. Ses questions sur ce point furent pressantes et minutieuses.

A ses interrogations réitérées, le curé et l'adjoint opposèrent leur ignorance absolue des mouvements de notre armée, affirmant, — ce qui était vrai, — qu'ils ne savaient de quel côté se trouvaient les corps détachés dont la marche devait leur être connue, prétendait le commandant.

Pendant que se poursuivait cette discussion, les envahisseurs avaient continué leurs recherches dans les habitations, mais sans beaucoup de résultat.

Un seul fusil de chasse avait été découvert.

Si bonne envie qu'il en eût, le commandant ne trouvait plus de prétexte à sa colère, lorsque le trompette lui demanda d'un geste respectueux la permission de lui présenter le résultat de ses observations.

L'officier l'écouta en grimaçant un mauvais sourire. A plusieurs reprises son regard moqueur se porta sur le curé.

— Qu'on fouille l'église ! dit-il tout à coup.

Le curé fit de la main un signe de protestation.

— C'est une profanation ! essaya-t-il de dire.

— Taisez-vous ! commanda brutalement le Prussien ; moi seul ai le droit de parler ici.

Une quinzaine de soldats se précipitèrent dans l'église.

Moins de dix minutes après, un hourrah formidable faisait retentir les voûtes du vieil édifice ; du clocher d'autres voix répondaient à celles d'en bas par de sauvages clameurs. Puis les soldats reparurent vociférant toujours. Trois ou quatre d'entre eux portaient des fusils et un sabre qu'ils avaient trouvés dans les cryptes et dans le clocher. Il pouvait y en avoir une demi-douzaine.

Le curé de Rahay regarda l'adjoint d'un air effaré. Sa surprise, sa stupéfaction d'une découverte aussi inattendue ne pouvaient être douteuses. Il baissa la tête en faisant un geste de découragement, tandis que sa main droite traçait sur la poitrine le signe de la croix.

— Eh bien ! monsieur le prêtre, hurla le commandant, ponctuant sa phrase d'un effroyable juron ; eh bien ! n'avais-je pas raison de me défier de vous ? Vous m'avez menti comme un chien, comme un Français ! *Tarteiffle !*

— Monsieur !... fit le curé relevant sur lui son regard honnête et sans effroi ; Monsieur, vous vous trompez ; je n'ai pas menti ; j'ignorais que ces armes fussent cachées dans mon église. Je l'affirme de nouveau.

— Vous l'affirmerez sans doute aussi, vous ? dit à l'adjoint le commandant se tournant vers celui-ci d'un air de mépris.

L'adjoint protesta, comme son curé, que le sabre et les fusils avaient été placés à leur insu dans le clocher.

— Allons donc ! interrompit rudement l'officier, les Français sont lâches et menteurs, je l'ai dit.

Ainsi, reprit-il s'adressant au prêtre : vous per-
sistez à soutenir que ces armes ont été portées dans
votre église, c'est-à-dire dans un lieu dont vous êtes
le gardien responsable, sans votre connivence?

— Je l'affirme, répéta le curé, le regard haut et
ferme.

— Mais vous devez savoir au moins à qui les
fusils appartiennent?

— Non, Monsieur ; j'ajoute que si je connaissais
ceux à qui ils sont ou ceux qui les ont cachés, je ne
vous le dirais pas. Mon devoir de Français et de
chrétien me commanderait le secret.

— Quels bravaches ridicules que ces Français,
dit le commandant aux officiers qui l'entouraient,
en riant de son gros rire allemand ; quels insolents
bavards !

Allons ! reprit-il avec un geste de menace, nous
verrons si je réussirai à vous délier la langue. En
tout cas, vous serez traités comme vous le méritez.
Vous n'êtes pas des hommes.

Et il donna l'ordre de lier les mains au curé et à
l'adjoint. On les poussa ensuite dans le groupe des
prisonniers grossi au nombre d'une vingtaine.

Une heure plus tard environ, lorsque les ennemis eurent ravagé les maigres provisions que con-
tenait le village et se furent repus, le détachement
se mit en route pour Epuisay, petit bourg de Loir-
et-Cher, le département limitrophe.

Nos infortunés compatriotes firent ce trajet entre
deux files de soldats. On ne leur épargnait ni les
coups de crosse, ni les insultes, ni les coups de pied.

A Epuisay était cantonné un corps de troupes
allemandes, commandé par le général Sch... Ce fut

devant lui que comparurent les prisonniers de
Rahay.

Après un interrogatoire dérisoire, dans lequel il
ne cherchait qu'une occasion d'injurier des Français,
voici le jugement que rendit ce brave général
Sch...

« Ces hommes subiront la peine de la bastonnade
« et de la manière suivante : Ils défileront entre
« deux rangs de soldats armés de bâtons, lesquels
« frapperont autant qu'ils le pourront, ainsi qu'ils
« le voudront. »

L'exécution eut lieu le jour même et selon l'ordre
donné.

Les officiers y assistaient comme à une parade
d'honneur. C'était fête au quartier prussien; on
allait martyriser des Français, non des francs-
tireurs, malheureusement c'est vrai, mais il fallait
bien se contenter de ce que l'on avait : quelques
vieillards, un ou deux plus jeunes hommes et... un
prêtre.

Deux longues lignes de soldats avaient été conve-
nablement rangées, — de façon à ce que pas un
coup ne fût perdu. Les grandes bouches teutonnes
s'ouvraient d'avance, bavant de convoitise, comme
celles de fauves aspirant les effluves de la curée. Il y
avait de la joie haineuse dans tous les yeux.

Le lugubre défilé commença. Les condamnés mar-
chaient deux par deux, au pas, les poignets liés,
comme des martyrs montant à leur calvaire.

Alors on put entendre les bâtons résonner sur les
crânes, les martelant à l'envi, s'abattre avec un
bruit mat sur les épaules broyées et meurtries, puis

de temps à autre, un craquement répondant à un cri de douleur ou à un râle.

C'étaient des os qui se brisaient.

Un malheureux tombait-il; complaisamment un soldat le relevait afin que le camarade d'en face ne perdit pas l'occasion de donner son coup de massue.

Entre les deux rangs, la terre était toute rouge de sang, d'éclats de cervelle, de lambeaux de chair. Des condamnés qui ne pouvaient plus se relever, la moitié n'avait plus forme humaine.

Le curé de Rahay avait été réservé pour la fin. Il allait seul, et conséquemment, il recevait les coups des deux côtés à la fois. Aussi ne put-il se traîner jusqu'au bout. A moitié route il tomba, sur les genoux d'abord, puis s'affaissa comme un cadavre. Il avait perdu le sentiment de la douleur.

Mais son courage n'avait pas faibli, le corps seul avait cédé... Pas un mot à ses bourreaux, le chrétien n'avait prié que Dieu... pour eux peut-être.

Les braves soldats du général Sch... allaient achever le malheureux prêtre probablement, quand l'intervention charitable d'un ministre protestant, dont nous serions heureux de connaître le nom, empêcha le crime de s'accomplir.

Ceci, nous le répétons, s'est passé dans la commune d'Epuisay (Loir-et-Cher). Nous avons en main les preuves justificatives affirmant cet acte monstrueux de sauvagerie, à la charge du général Sch...

Quelques jours plus tard, le maire de Rahay, M. le vicomte J.., était de retour dans sa commune. Son premier souci, en apprenant les faits que nous venons de raconter, fut de se mettre à la recherche des survivants du drame sinistre. Il partit pour Mondoubleau où les infortunés avaient été transportés.

Lorsqu'il réclama leur mise en liberté, non seulement sa demande fut repoussée, mais il fut lui-même brutalement maltraité, à demi assommé à coups de crosse de fusil et finalement menacé d'être passé par les armes.

Après avoir longtemps et cruellement souffert de ses blessures, dont il portera les cicatrices jusqu'à sa dernière heure, le curé de Rahay a recouvré la santé relativement. Il est aujourd'hui attaché à une autre paroisse de la Sarthe.

De ceux qui ont partagé son supplice, deux ou trois seulement restent. Les autres sont morts des suites de leurs tortures.

Avant de terminer cet opuscule, je veux rappeler le fait suivant qui montrera nos ennemis sous leur véritable jour :

Dans la première semaine de novembre 1870, au village de Baillon, les Prussiens fusillaient un jeune homme de seize ans, rencontré par eux à l'entrée du village. Cet enfant n'avait pas d'armes; nulle insulte de sa part ne provoquait les envahisseurs; son crime était d'avoir sur la tête un képi de garde national.

Avant l'exécution il fut attaché devant la porte d'une auberge et *fouaillé* comme un animal rétif, tandis que sa mère, à genoux sur le bord du chemin, criait grâce ! pitié! sans réussir à émouvoir la pitié des bourreaux.

On nous racontait cela le surlendemain, à notre passage dans le bourg de Baillou. Nous avons de

nos yeux vu les larges taches de sang qui souil-
laient le mur de l'auberge.

Avions-nous tort de dire que de notre temps les
généraux de M. de Moltke ne sont pas tous comme
celui dont nous a parlé complaisamment le *Figaro*?

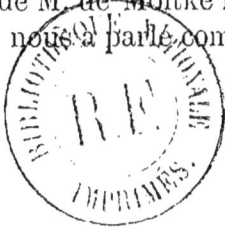

Ed. HOUDAYER.

Paris, 20 juillet 1876.

⌇⌇⌇

Paris. — Imp. Dubuisson et Cᵉ, ruc Coq-Héron, 5.

www.ingramcontent.com/pod-product-compliance
Lightning Source LLC
Chambersburg PA
CBHW050408210326
41520CB00020B/6511